UNE VISITE
AU
BUREAU D'HYGIÈNE
DE BRUXELLES

Lettres adressées au Journal LE HAVRE

PAR

M. le Docteur GIBERT

HAVRE
IMP. F. SANTALLIER, BOUL. DE STRASBOURG, 162

1878

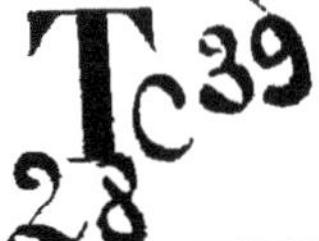

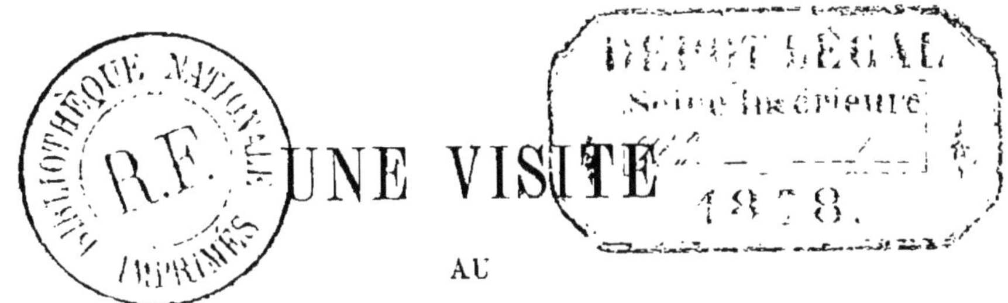

UNE VISITE
AU
BUREAU D'HYGIÈNE
DE BRUXELLES

Lettres adressées au Journal LE HAVRE

PAR

M. LE DOCTEUR GIBERT

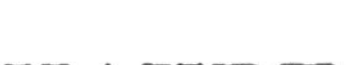

HAVRE
IMP. F. SANTALLIER, BOUL. DE STRASBOURG, 162
1878

UNE VISITE
AU
BUREAU D'HYGIÈNE
DE BRUXELLES

PREMIÈRE LETTRE

Havre, 7 Juin.

Monsieur le rédacteur en chef du journal
Le Havre.

Vous vous souvenez que, dans une des premières séances du Conseil municipal, en janvier dernier, j'ai proposé, d'accord avec mes collègues, les docteurs Fauvel et Lafaurie, la création d'un bureau d'hygiène.

Pour justifier ce projet, et pour appuyer la nomination d'une Commission spéciale, j'ai publié un travail que vous avez bien voulu reproduire en entier dans votre journal.

Plusieurs mois se sont écoulés ; la Commission municipale dont je fais partie ne s'est pas encore réunie. Non qu'elle manque de zèle ou de bonne volonté, mais parce qu'il importait de réunir tous les matériaux nécessaires à un bon travail et à un consciencieux rapport. Il s'agissait de savoir ce qui se fait dans les grandes villes d'Europe ; comment fonctionnent les bureaux d'hygiène, là où ils existent ; comment ce nouvel organe de la vie sociale pourra se greffer sur notre législation, etc., etc.

C'est dans le but de recueillir quelques-uns de ces matériaux, que je suis parti pour Bruxelles, et je désire vous donner, dans une série de lettres, le résultat de mon voyage.

Ce travail sera, je le crois, très utile à la Commission, et le public sera mis ainsi au courant de la question.

Il n'y a pas de sujet plus intéressant pour une cité, et, si j'entre dans beau coup de détails, quelques-uns très arides, vos lecteurs voudront bien me le pardonner.

Le bureau d'hygiène de Bruxelles est installé dans l'ancien hôtel de Brabant ; il comprend : 1° le cabinet du directeur, dont le titre officiel est : *Inspecteur de la Santé* ; — 2° un bureau de travail pour les employés ; — 3° une salle de secours pour blessés ; — 4° une grande salle servant à la vaccine et à des conférences ; — 5° enfin, un laboratoire pour expériences, essais, etc.

Entrons dans le cabinet de l'inspecteur de santé. Nous nous trouvons en présence du docteur Janssens. C'est un homme de 45 ans, de physionomie grave et studieuse : — il suffit d'un coup d'œil pour voir qu'on est en présence d'un homme qui veut et qui sait. Il y a quelques années, la lecture d'un mémoire du docteur Bertillon, de Paris, sur la valeur de la statistique au point de vue social, a décidé de son avenir. Le docteur Janssens a voulu que son pays fut doté d'institutions hygiéniques sérieuses et efficaces, et il a réussi. Mais il n'aurait pas réussi seul. Il a fallu qu'il rencontrât un maire, M. le bourgmestre Anspach, qui eut la même volonté que lui.

Tout le monde connaît M. Anspach, l'intelligent et sympathique maire de Bruxelles ; c'est lui qui a transformé, à bien des points de vue, la capitale de la Belgique. Le docteur Janssens, il y a cinq ans, a fait part de ses plans à M. Anspach, et, chose rare, toutes les difficultés ont été aplanies, toutes les résistances brisées, et aujourd'hui la ville de Bruxelles possède une organisation sanitaire qui n'existe nulle part ailleurs aussi complète, aussi vigilante, aussi prévoyante.

Elle est, à mon sens, si parfaite, qu'on ne saurait en vérité où trouver une lacune, où trouver même la place d'une critique.

Le Bureau d'hygiène représente une administration minutieuse, qui a réussi, dans un intérêt général de salubrité publique, à tout savoir, à tout voir, à tout inspecter. Rien n'échappe à sa sollicitude, rien à sa surveillance : hôpitaux, maisons de santé, écoles communales, écoles congréganistes, écoles libres, rues, impasses, égouts, maisons et ménages ; naissances, décès, état civil contrôlé ; vaccine et vaccination ; police des établissements dangereux, insalubres ou incommodes ; mesures de désinfection en cas d'épidémie, d'épizootie ; rapport médicaux de toutes espèces pour les pensions, les exemptions de service, etc., etc.

En un mot, la vie sociale tout entière, en ce qui concerne l'hygiène, et par conséquent la santé publique est placée sous la tutelle du bureau d'hygiène.

Voyons maintenant comment se meuvent les différents rouages de cette institution, et d'abord examinons le cabinet de travail du docteur Janssens.

Là, vous trouvez une carte de la ville de Bruxelles, constellée d'une quantité de petits points rouges, bleus, verts, etc. Vous vous approchez, chaque point coloré est une tête d'épingle ; chaque épingle, suivant sa couleur, représente une maladie. Chaque jour, le docteur Janssens pique ces épingles ; ainsi, la petite vérole est représentée par une tête bleue, la fièvre typhoïde par une tête rouge, etc. Il n'enfonce pas l'épingle du jour, il la laisse sortie de toute sa hauteur. Puis, ce travail fait, la carte est portée le soir, chaque soir, chez le bourgmestre, qui, après avoir examiné les nouveaux cas de maladies contagieuses, enfonce les épingles.

Il suffit d'un simple coup d'œil pour que le chef de la vie municipale sache quels sont les dangers qu'elle court, et partant quels remèdes y apporter.

J'ai sous les yeux, au moment où j'écris ces lignes, la photographie d'une carte représentant les décès, marqués en points rouges et en points bleus, causés par la variole et par la fièvre typhoïde pour toute l'année 1877. On voit tout de suite les quartiers frappés, et il a été facile, par la marche des épingles, de suivre, rue après rue, la marche de ces deux maladies épidémiques.

Mais comment le docteur Janssens peut-il savoir, *chaque jour*, les nouveaux cas de maladies épidémiques ou contagieuses ?

Par une organisation bien simple, que je vais décrire : Chaque année, le bourgmestre envoie à tous les médecins de Bruxelles (300 médecins environ pour 300,000 habitants, en y comprenant tous les faubourgs de Bruxelles qui sont de vraies villes), une circulaire remarquable de simplicité, que voici :

ADMINISTRATION
Communale
DE BRUXELLES
—
Bureau d'Hygiène
—
N°

Bruxelles, 187

Monsieur le docteur,

L'existence de la variole à l'état épidémique dans quelques communes de l'agglomération bruxelloise, a fourni récemment à la Commission médicale locale l'occasion de réclamer la mise en vigueur des dispositions contenues dans les articles 41 et 42 de l'arrêté royal du 31 mai 1848, concernant la préservation des maladies épidémiques et contagieuses.

Parmi les dispositions dont il s'agit, il en est une dont l'application immédiate, surtout dans les grands centres de population, contribuerait puissamment à éteindre les épidémies dans leur foyer primitif ou, tout au moins, à en circonscrire les ravages dans d'étroites limites. Cette mesure consiste à signaler à l'autorité sanitaire, seule capable d'unifier et de rendre efficaces les mesures d'assainissement indispensables, tous les cas de maladies qui revêtent ou sont susceptibles de revêtir un caractère épidémique et qui, par suite, constituent une menace permanente pour la santé publique.

Convaincu des avantages que l'hygiène et la salubrité de notre ville doivent retirer d'une large application de la mesure préconisée par la Commission médicale, et pénétré, d'autre part, de la gravité des devoirs qui incombent aux administrations communales, auxquelles la loi impose l'obligation de faire cesser les fléaux calamiteux (épidémies, épizooties, etc.), et surtout de les *prévenir*, d'en empêcher l'invasion et d'en arrêter l'extension, notre collége a décidé de faire un nouvel appel aux lumières et au dévouement éprouvé des membres du corps médical de Bruxelles.

Nous venons donc vous prier, Monsieur le docteur, de vouloir bien nous aider à accomplir notre tâche, en nous donnant information des cas de maladies contagieuses ou infectieuses traités par vous, et auxquels s'appliquent les prescriptions de l'arrêté royal précité.

Dans la persuasion que vous réserverez un accueil favorable à notre demande de coopération, nous avons l'honneur de vous adresser ci-joint vingt bulletins destinés à recevoir les renseignements et observations que vous voudrez bien nous communiquer.

Un dépôt de ces formules est établi au Bureau d'hygiène de la ville, où vous pourrez en trouver au fur et à mesure du besoin. Pour faire arriver sans retard un de ces bulletins à destination : il vous suffira de l'adresser directement au Bureau d'hygiène ou de le déposer, sous enveloppe, dans une division de police pour être remis au Bureau susdit.

L'administration communale se fera un devoir de signaler au gouvernement les hommes de l'art qui se seront fait remarquer par leur empressement à répondre à notre appel, et par l'importance des renseignements qu'ils nous auront fournis en vue de sauvegarder l'hygiène et la salubrité publiques.

Veuillez agréer, Monsieur le docteur, l'assurance de notre considération distinguée.

Le collège des bourgmestres et échevins,

A cette circulaire est joint pour chaque médecin, un paquet d'avis sanitaires que je vous demande également la permission de reproduire dans votre journal. Ce sont autant de pièces dont l'importance pratique est grande.

VILLE DE BRUXELLES

—

SERVICE

de l'Hygiène Publique

—

N°

AVIS SANITAIRE

Transmis à l'Administration communale (en vertu de l'arrête royal du 31 mai 1818, concernant l'art de guérir), pour prévenir le développement des maladies de nature infectieuse, contagieuse ou épidémique.

Le soussigné docteur en médecine, etc., informe le bureau d'hygiène qu'il a été appelé à donner ses soins à.....nommé....... ....

âgé de......., domicilié............., n°....,
.... étage, atteint de...........

Signature..... .....

Bruxelles, le..........187..

Observations :

Les maladies transmissibles qui peuvent donner lieu à l'envoi du présent bulletin sont les suivantes : variole, scarlatine, rougeole, fièvre typhoïde, typhus fever, choléra asiatique, diphtérie, dyssenterie épidémique.

Ce bulletin d'avis peut être transmis d'office au bureau d'hygiène de la ville (rue du Marché-au-Charbon, n° 30, ancien hôtel de Brabant), soit directement, soit par l'intermédiaire d'un bureau de police.

Sous la rubrique : *Observations*, le médecin signataire inscrira les renseignements qu'il jugera opportuns de communiquer à l'Administration, par exemple : s'il y a ou non possibilité d'isoler complétement le malade dans son habitation ; si des mesures spéciales d'assainissement et de désinfection sont nécessitées par l'état du logement, des égouts, par la qualité de l'eau potable, etc.; si le patient, en cas de variole, a été ou non vacciné ou revacciné, etc., etc.

A l'avis est joint un bulletin annexe à remplir également par le médecin. Disons tout de suite, pour aller au devant d'une objection, que, si le médecin est obligé de remplir la feuille d'avis sanitaire devant la famille,il peut très bien se dispenser de mettre le nom de la maladie. Il lui suffit de mettre un numéro. Ce numéro répond à une nomenclature comprenant 116 causes de décès, que chaque médecin connaît ; de cette manière, le secret médical est absolument sauvegardé et il n'y a pas d'alarme inutile jetée dans la famille.

On ne cite pas d'exemple qu'un médecin se soit refusé à remplir cette formalité, qui ne lui prend que quelques minutes de son temps. D'ailleurs, un médecin qui refuserait de renseigner ainsi le maire de la ville, s'exposerait à plus d'un ennui. L'intérêt général est trop palpable pour que pareille résistance se produise.

Mais les médecins n'atteignent pas tous les malades d'une grande ville ; les hôpitaux, les maisons de santé, etc., en reçoivent qui n'ont pas été vus par un médecin. Aussi, tous les établissements hospitaliers, tous les Bureaux de bienfaisance (il y en a douze à Bruxelles), sont-ils obligés d'envoyer chaque jour au Bureau d'hygiène tous les cas de maladie contagieuse ou transmissible, entrés ou développés dans les salles.

Cela est d'une importance capitale pour certaines maladies, en particulier la variole. Que de fois il arrive, en effet, qu'une ville est empoisonnée par un cas de variole venant de l'hôpital. Qu'un étranger atteint de variole se fasse porter à l'hôpital, que là, faute d'un service d'isolement, il communique la contagion à d'autres malades, et voilà un foyer épidémique créé, qui exercera peut-être de terribles ravages. Aussi les précautions prises dès qu'un cas de variole est signalé sont-elles vraiment remarquables. J'aurai, du reste, occasion d'y revenir, à propos du service de vaccination.

Ainsi donc, grâce à cette organisation si simple, si rapide, le Bureau d'hygiène sait chaque jour le nombre, l'endroit, la gravité, de tous les cas de maladie contagieuse survenus dans la journée, et chaque jour, grâce à la carte épinglée, le bourgmestre connaît la vérité sur l'état sanitaire de la ville.

Dans une deuxième lettre, je vous dirai comment fonctionne le Bureau d'hygiène quand il s'agit de lutter contre les épidémies dès que les premiers cas en sont signalés.

DEUXIÈME LETTRE

Havre, 12 Juin.

Monsieur le rédacteur,

Nous avons vu, dans une première lettre, que le maire de la ville de Bruxelles était chaque jour tenu au courant de tous les cas de maladies contagieuses (fièvre typhoïde, variole, scarlatine, rougeole, diphtérie et croup, dyssenterie), qui étaient signalés au bureau d'hygiène. C'est sans doute une satisfaction d'être aussi admirablement renseigné sur l'état sanitaire d'une grande ville ; mais ce serait une satisfaction bien stérile et puérile même si elle n'était pas suivie de mesures efficaces. En France, la statistique est toujours réduite à l'état de science idéale, platonique. A Paris, par exemple, les rapports du docteur Besnier (de Saint-Louis), sur la marche des épidémies, ont été très justement remarqués ; ils lui ont même valu une récompense académique bien méritée; mais ni lui ni aucun médecin n'a jamais pu obtenir de la sainte routine qui présidait aux destinées de l'Administration des hôpitaux de Paris, qu'on isolât les malades atteints de maladies contagieuses. Rien n'y fait : ni les rapports de M. Besnier, ni les plaintes des médecins, ni les cris des victimes. Depuis cent ans on se plaint. Il faudra peut-être cinquante ans encore pour obtenir ce qui est passé à l'état de vulgaire pratique dans tous les pays qui nous entourent. La statistique en France est une science un peu entachée de ridicule, parce que jamais les administrateurs ne l'ont prise au sérieux. Ils dressent leurs tableaux, établissent des moyennes; ils sont contents, et les malades, et les villes continuent à mourir et à pâtir.

A Bruxelles, on a compris que le devoir de l'Administration municipale était de protéger la vie et la santé des habitants, et cette idée une fois bien entrée dans la conscience du bourgmestre et des échevins (maire et adjoints), on a adopté une série de mesures efficaces qui vont droit au but. Vous allez en juger :

Un cas de variole a été signalé au bureau d'hygiène par un médecin de la ville. Ce médecin a eu à remplir une feuille, dont voici la teneur :

VILLE DE BRUXELLES	BULLETIN ANNEXE
—	A joindre à chaque constatation d'une maladie épidémique ou contagieuse.
Bureau d'Hygiène Publique	
—	
Service Divisionnaire	Dénomination de la maladie : VARIOLE
—	
e DIVISION	

Nom de la personne malade ou décédée :
âge Domicile : rue
, n° , étage.
Etat civil : C. M. V. Profession :
En traitement. Décédé à l'Hôpital.

Les autres habitants de la maison ont conservé leur santé, sont malades, sont soignés à domicile, mais ont besoin de secours, ne sont pas soignés, doivent être transférés ailleurs.

La désinfection du logement et des linges
a eu lieu / aura lieu } par les soins de la famille
Doit être faite par les soins de l'autorité.
Moyens de désinfection indiqués
employés

Causes probables de la maladie
Etat du logement
Qualité de l'eau à boire
Etat des égouts
Etat des lieux d'aisance

Nombre de décès causés par la même maladie a), dans la maison b), dans la famille . Nombre de personnes atteintes par la même maladie a), dans la maison b), dans la famille

---

Non vacciné.
Vacciné (où *et* à quel âge)
Revacciné (où *et* à quel âge)
Combien de cicatrices
Les personnes habitant la maison contaminée acceptent-elles la vaccination ou la revaccination gratuite . Quelle est l'école fréquentée par les enfants de la maison
Indigent
Autres observations

Vu, le 187

L'inspecteur du service de santé,

Bruxelles, le 187

Le médecin divisionnaire,

Il suffit de lire attentivement ce bulletin pour comprendre quels sont les moyens d'action du Bureau d'hygiène. Tous les cas sont prévus dans ce bulletin. Admettons celui qui est le plus grave : un cas de variole dans un quartier populeux, dans une maison contenant une quantité de ménages d'ouvriers. Le jour même où le cas est signalé, tous les habitants de la maison sont soumis à la vaccination et à la revaccination. Il est rare qu'on trouve des récalcitrants, mais enfin on en trouve. Alors, la famille qui refuse le bénéfice de la vaccination est signalée à l'autorité municipale, et elle est, par ordre de cette autorité, privée de tous les secours institués par la ville (secours du Bureau de bienfaisance, secours hospitaliers, etc.) jusqu'à ce qu'elle se soit soumise. Un bulletin spécial, rempli par le médecin du Bureau d'hygiène, donne au bourgmestre le nom, l'adresse de la famille récalcitrante, avec les circonstances spéciales à chaque cas.

Voilà déjà un grand pas de fait, puisque tous les habitants de la maison et de la rue sont soumis à la vaccine. Mais ce n'est pas tout. Il faut désinfecter tous les vêtements appartenant ou ayant appartenu aux malades. A cet effet, on a institué à Bruxelles des appareils très simples, *gra-*

tuits, pour la désinfection des effets contaminés. Ce sont des armoires en fer, chauffées par le gaz et contenant des claires-voies formées par des barreaux de fer. Les effets à désinfecter sont placés sur ces tringles, puis l'on ferme hermétiquement la porte en fer. Disposées en sous-sol, à une distance de plus d'un mètre des premières tringles, sont établies des rangées de becs de gaz pouvant développer une chaleur considérable. Un thermomètre construit *ad hoc* indique à l'employé la chaleur intérieure. Quand les effets ont subi l'action de cette chaleur, ils sont désinfectés, car on sait aujourd'hui que tous les miasmes des maladies contagieuses sont détruits et rendus inermes par une chaleur dépassant 100 degrés.

Les habitants vaccinés, les vêtements et effets de mobilier désinfectés par la chaleur, il ne reste plus au Bureau d'hygiène qu'à exiger dans la mesure du possible l'isolement des malades.

Il y a quelques années, on atteignait facilement ce but par une pratique importée d'Autriche, je crois, mais qui n'a pas pu s'acclimater à Bruxelles. On clouait sur la maison variolée une enseigne indiquant la nature de la maladie. Mais le but était dépassé, car on continuait à fuir la maison, même quand la maladie avait cessé ses ravages, et de cette manière on arrivait à ruiner de petits boutiquiers et même de grands magasins. On a donc supprimé les plaques d'enseignes. L'isolement est moins rigoureux, mais il s'accomplit cependant par le fait même des soins prodigués par le Bureau d'hygiène, et la population bruxelloise s'y est parfaitement habituée.

Si l'isolement absolu est impossible à obtenir dans la vie si compliquée d'une grande ville, puisqu'il y aurait trop d'intérêts lésés, on l'exige du moins, et on l'obtient de tous les hôpitaux. J'ai visité avec le docteur Janssens le service des varioleux du grand hôpital Saint-Jean, et j'en ai admiré, en lui en faisant compliment, la disposition ingénieuse. Il n'y a aucune communication possible entre le personnel de ce service et le personnel de l'hôpital. L'entrée est naturellement spéciale au service, et les élèves eux-mêmes attachés aux varioleux ne peuvent, sous aucun prétexte, aller visiter d'autres salles. Je n'ai trouvé que deux varioleux dans une des salles ; j'ai pris leurs pancartes, leurs noms, le lieu d'origine, et ce n'a pas été une mince satisfaction pour moi, en rentrant au Bureau d'hygiène, de voir que ces deux malades y étaient déjà connus, signalés, enregistrés.

Grâce à ce système d'isolement, les cas de petite vérole dans les salles communes sont inconnus à Bruxelles (comme à Londres). Paris seul et d'autres grandes villes de France continuent à exposer leurs malades à la contagion de la variole : spectacle vraiment décourageant, comme nous l'avons déjà dit.

J'ai parlé de la vaccination ; mais, me dira-t-on, comment pouvez-vous vacciner toute une rue, quand si souvent votre vaccin manque, et qu'on est obligé d'attendre des mois pour faire vacciner les enfants du Havre ? Ici encore, la vigilance du Bureau d'hygiène de Bruxelles est admirable. On vaccine **TOUS LES JOURS** au Bureau d'hygiène, à trois heures de l'après-midi, *gratuitement*, et tout le monde, avec du *vaccin animal*. On a choisi le vaccin animal, non qu'il soit meilleur que le vaccin humain, mais parce qu'il écarte toute possibilité de contagion (par le fait d'un enfant malsain) et parce que le préjugé si répandu en Belgique comme chez nous, *que de prendre du vaccin à un enfant est une chose mauvaise*, était un obstacle permanent à l'entretien du vaccin. Les frais pour se procurer du vaccin animal sont suffisamment couverts par la vente du vaccin. Moyennant 1 franc, le Bureau d'hygiène envoie à toute personne (médecin ou autre) qui en fait la demande, une plaque de vaccin qui permet de vacciner plusieurs personnes. C'est le docteur Buys qui est chargé de ce service et il l'a établi sur un pied de régularité remarquable. Les enfants des écoles publiques sont tous revaccinés par le docteur Buys, car l'étude de la variole a montré qu'à partir de sept à huit ans, la vaccination primitive n'est plus préservatrice.

La rapidité des secours que je viens de passer en revue en cas d'épidémie de variole fait comprendre comment le Bureau d'hygiène a pu réduire à un nombre relativement restreint de cas l'épidémie de 1877 qui a fait tant de ravages ailleurs. Tandis que nous avons perdu un malade atteint de variole sur 800 habitants, à Bruxelles on en a perdu 1 sur 1,800, et à ce sujet, il m'est impossible de ne pas faire un retour sur ce qui s'est passé au Havre l'an dernier. Nous avons, à la Société de médecine, en 1877, signalé à M. le maire 21 maisons atteintes de petite vérole. Il nous a remerciés, et puis il n'a rien fait d'efficace, parce que nous n'avons aucune organisation efficace. Toute bonne volonté du maire ou des médecins est paralysée par cette grave lacune dans nos institutions sociales. Et voyez l'inconséquence vraiment incroyable, qu'un incendie menace un quartier, vite les pompiers sont prêts et, mieux que cela, tout citoyen, de par la loi, peut être requis et forcé d'aller à la pompe où à la chaîne. Qu'une épidémie de petite vérole se déclare à Saint-François, qu'elle décime la rue Royale, on la laisse se promener comme elle veut, où elle veut, et on attend, comme les Turcs, qu'elle veuille s'éteindre d'elle-même. C'est ainsi que nous avons eu 112 décès en 1877, et l'on peut affirmer plus de 1,000 personnes atteintes par le fléau.

S'agit-il de la fièvre typhoïde? Les mêmes renseignements sont donnés au Bureau d'hygiène. A vrai dire, il n'y a pas de préservatif, pas de vaccin pour cette terrible maladie. Mais enfin le Bureau n'est pas absolument désarmé.

La fièvre typhoïde reconnaît des causes complexes : la contagion d'abord, qui s'exerce soit par les maisons infectées, soit par les malades eux-mêmes, soit surtout par la contamination des eaux potables, par le mauvais état des égouts, des fosses d'aisances, etc. Il s'est donc agi, pour le Bureau d'hygiène, d'exercer un contrôle efficace sur tout ce qui concerne les eaux, les égouts, la voirie, et par conséquent de s'emparer avec autorité de la question si difficile des logements insalubres.

Dans une prochaine lettre, je montrerai comment elle a accompli son mandat, et là encore nous verrons combien l'organisation Bruxelloise est supérieure à la nôtre.

TROISIÈME LETTRE

Havre, 17 Juin.

Monsieur le rédacteur,

Depuis la fin du siècle dernier, à mesure que l'hygiène publique a fait des progrès, on s'est occupé d'assainir les villes. Ce n'est pas une petite affaire ; notre vie moderne n'a plus aucun rapport avec la vie des siècles précédents, où la nécessité de se défendre derrière des remparts avait, dans toutes les villes, multiplié les constructions, resserré les rues, élevé le nombre des étages de chaque maison. Aujourd'hui, nous avons partout des villes ouvertes, mais la ville ancienne reste avec ses rues étroites, ses impasses, ses cloaques. A Bruxelles, les mêmes difficultés ont fait naître les mêmes lois qu'en France et, comme nous, Bruxelles a ses Commissions de logements insalubres. Mais le bourgmestre a compris l'intérêt considérable qu'il y avait à centraliser cette branche d'administration si difficile à manier, et il l'a réunie au Bureau d'hygiène.

En 1865, M. Anspach a fait imprimer et répandre à profusion une brochure que sa longueur ne me permet pas de reproduire ici, elle est intitulée : *Rapport fait par M. le Bourgmestre au nom du Collége, sur l'assainissement des impasses et des quartiers populeux.*

Dans cette brochure, on passe en revue toutes les causes d'insalubrité des impasses et petites rues : mauvais pavage dont les joints laissent filtrer l'eau ; humidité constante par suite de cet état défectueux du pavage ; écoulement incomplet des eaux de pluies et des eaux ménagères, faute d'une pente suffisante ; cette humidité constante du sol se communique aux maisons, en imprègne les murs et finit par les rendre très malsains. La même brochure recommande un meilleur entretien des latrines, là surtout où elles sont communes à plusieurs ménages.

Enfin cet avis est suivi d'une *disposition additionnelle*, qui donne à l'Administration municipale de Bruxelles toute autorité pour faire exécuter par les propriétaires les améliorations que le bureau d'hygiène aura indiquées.

Pour faciliter la tâche du bureau, voici la feuille que non-seulement un médecin, mais toute personne s'intéressant à la salubrité publique peut remplir :

VILLE DE BRUXELLES

—

BUREAU D'HYGIÈNE

—

Service de la e Division

ASSAINISSEMENT

des rues ou impasses et des habitations insalubres

En conformité des instructions qui régissent le service de la police sanitaire le soussigné porte à la connaissance du Bureau d'Hygiène que l'habitation sise rue............., n°....., appartenant au sieur............, peut être considérée comme insalubre, par suite de :

Humidité permanente du sol, des murailles, etc.	
Défaut d'aération. — de ventilation. — d'éclairage.	
Encombrement; cubage insuffisant des chambres à coucher, des ateliers, etc.	

Dépôt de fumier ou d'autres matières en décomposition.	
Stagnation des eaux fluviales, ménagères, etc.	
Malpropreté des chambres, des cours, des escaliers, etc.	
Construction ou disposition vicieuse des cabinets d'aisance, des urinoirs, des regards et conduites d'égout.	
Défaut d'eau potable : En quantité. En qualité.	
Autres causes d'insalubrité inhérentes : A la voie publique. A l'habitation.	

Mesures proposées dans l'intérêt de la salubrité publique ou de la santé des locataires.

(*Date et Signature*).

Une autre feuille à remplir pour les caves habitées, est aussi complète que la précédente. Elle a moins d'intérêt pour nous qui n'avons de caves habitées qu'au Perrey.

Mais ce n'est pas tout : Le bureau d'hygiène a fait établir un dossier pour chaque rue de Bruxelles. Ce dossier comprend une série d'indications très importantes que je vous prie de mentionner encore dans votre journal ; ces feuilles sont si complètes qu'elles peuvent servir de modèle.

VILLE DE BRUXELLES — N°

BUREAU D'HYGIÈNE — *Rue*

Impasse

Statistique sanitaire et Assainissement des Voies publiques — e *division*, e *section*

Statistique de la voirie	Année 187	Année 187	Statistique sanitaire Mortalité génér. ann^lle	
Longueur de la voie			1868	
Largeur id.			1869	
Altitude maximum.			1870	
Id. minimum.			1871	
			1872	
			1873	
Nombre de maisons			1874	
— bouches d'eau			1875	
— d'urinoirs ...			1876	
— bornes-font^nes			1877	
— gargouilles...			1878	
— fosses à gadoue			1879	
— reg. de vannes			1880	
— chemin^s d'ég^ts			1881	
— regards d'ég^ts			1882	
Calibre de l'égout..			1883	

Dénombrement de la population		Mortalité spéciale (maladies épidémiques)			
1866	.... ménages .... habitants	Choléra asiatiq..	—	—	—
1876	.... ménages .... habitants	Fièvre typhoïde.	—	—	—
18	.... ménages .... habitants	Variole	—	—	—

Il est facile de comprendre combien cette unité de service et de renseignements rend l'assainissement d'une ville possible et même facile. Au Havre, notre Commission des logements insalubres fonctionne de la même manière qu'à Bruxelles, mais elle n'a pas des feuilles à remplir aussi bien faites, et son travail en est rendu plus difficile. En outre, la sanction du travail de cette Commission n'est pas aussi rapide. A Bruxelles, j'ai eu la curiosité de voir un dossier complet sur la mise en demeure faite à un propriétaire d'assainir une maison atteinte d'un cas de fièvre typhoïde et où l'on avait découvert des vices sérieux quant à sa salubrité.

Le bureau d'hygiène avait constaté l'insalubrité ; l'architecte-voyer de la ville avait spécifié tous les travaux à faire et le propriétaire avait consenti à ce qu'ils fussent faits à ses frais et par la ville.

C'est donc le bureau d'hygiène qui a l'initiative de la plainte. C'est lui encore qui, les travaux faits, donne son visa approbatif ou désapprobatif à la manière dont ils sont exécutés. C'est en réalité lui, c'est-à-dire la vraie autorité sanitaire, qui a le premier et le dernier mot dans toutes les questions de salubrité publique.

Grâce à ce dossier dressé pour chaque rue, le bureau d'hygiène et par conséquent le bourgmestre savent quelles sont les rues qui paient chaque année le tribut mortuaire le plus considérable, par conséquent quelles sont celles qui doivent disparaître. Rien, dès lors, d'hypothétique dans les plans d'amélioration de la ville ; tout est calculé d'après des renseignements statistiques certains et faciles à vérifier.

Au point de vue de la fièvre typhoïde, cette méthode lente et sûre de l'assainissement d'une ville est une chose capitale.

La fièvre typhoïde est, on peut le dire, la pierre de touche de la salubrité d'une ville. A Londres, par exemple, ce n'est que depuis quelques années (1860) que de vastes égouts ont assaini d'immenses quartiers, et à chaque canalisation d'une grande voie publique répondait une diminution proportionnelle dans le nombre des cas de fièvre typhoïde. Si l'on pouvait supposer une ville où chaque maison serait établie dans des conditions satisfaisantes d'hygiène, on serait sûr que pour cette ville on aurait réduit à son minimum l'extension possible du fléau.

Il est bien évident pour moi que la promptitude des améliorations apportées, dès le début d'une épidémie de fièvre typhoïde, aux maisons contaminées, suffit pour diminuer le nombre des malades atteints par contagion.

Une maison rapidement assainie, les effets des malades désinfectés par la chaleur; l'isolement pratiqué autant que possible en avertissant tous les habitants d'une maison à étages; toutes les déjections des malades désinfectées par du sulfate de fer ou par de l'acide carbolique (phénique), — voilà ce que peut faire un service centralisé au bureau d'hygiène et ce que nous ne pouvons pas faire au Havre ni dans aucune ville de France. Aussi, tandis qu'en 1877 nous perdions 83 malades atteints de fièvre typhoïde, à Bruxelles on n'en perdait que 79. Or, comme la différence de la population est de 208,000 âmes, il en résulte que la fièvre typhoïde a fait chez nous trois fois et demi plus de ravages qu'à Bruxelles.

Pour donner à mes lecteurs une idée de la promptitude d'action du bureau, je puis citer le fait suivant dont j'ai été témoin :

A mon arrivée, à neuf heures et demie du matin, à l'ancien hôtel de Brabant, on apportait au docteur Janssens le bulletin d'entrée à l'hôpital Saint-Jean d'un malade atteint de fièvre typhoïde. Le directeur donnait son nom et son adresse. Le directeur de la santé envoyait aussitôt à cette adresse et, moins de deux heures après, il avait un rapport sommaire sur l'état sanitaire de cette maison. Avant la fin de l'après-midi, la fosse d'aisance de cette habitation, les cabinets avaient été désinfectés avec de l'acide phénique. Le soir même, l'architecte-voyer avait visité la maison et le propriétaire était mis en demeure de faire les réparations nécessaires.

J'en ai dit assez pour faire comprendre la supériorité d'une pareille organisation, qui n'a cependant rien de compliqué, et qui est praticable partout.

Dans une prochaine lettre j'aborderai les questions d'état-civil pour ce qui concerne la constatation des décès et des naissances. Là encore nous trouverons une organisation remarquable, qui est la reproduction fidèle de ce que les Congrès d'hygiène de Buda-Pesth et de Bruxelles ont réclamé pour l'amélioration de la statistique des villes. Au moment où vont s'ouvrir à Paris deux Congrès importants, celui de démographie et celui d'hygiène, ces questions présentent un grand intérêt d'actualité pour tous ceux au moins qui s'intéressent à la vie sociale.

QUATRIÈME LETTRE

Havre, 22 Juin.

Monsieur le rédacteur,

Nous sommes tous entourés dans notre vie sociale d'influences bonnes et mauvaises, aussi bien au point de vue physique qu'au point de vue moral. La vraie hygiène sera celle qui nous les fera connaître. L'hygiène ne remplira vraiment son but de science de prophylaxie ou de préservation que lorsqu'elle pourra nous donner des conseils basés non sur des doctrines de tels ou tels grands médecins, mais sur des faits sociaux indiscutables. Eh ! bien, c'est par une rigoureuse tenue des registres de l'état civil que nous arriverons à connaître « le nombre et la na-
» ture des influences insensibles dont
» notre existence est enlacée et qui, à la

» fin, la rendent forte ou débile » (Bertillon). Les renseignements fournis par l'état civil ont déjà permis,tout imparfaits qu'ils soient, de fonder une nouvelle science, la démographie, qui, née d'hier, a rendu d'immenses services.

J'ai eu l'occasion, dans une conférence faite à l'Elysée, il y a quelques années, de montrer d'admirables cartes démographiques de la France, dressées par le docteur Bertillon ; c'est, grâce à cette science, pour en fournir quelques exemples à mes lecteurs, que nous savons actuellement quelle est la mortalité relative aux différents âges, dans les divers départements ; que nous savons que les gens mariés vivent mieux et plus longtemps que les célibataires et que les veufs ; que les noces hâtives sont funestes, — il y a en France 4,000 jeunes hommes mariés de l'âge de dix-huit à vingt ans, qui, par ce fait seul, payent à la mort prématurée l'énorme tribut de 50 décès annuels par 1,000, soit environ 200 décès annuels au lieu de 28 qu'ils fourniraient si une bonne loi inspirée par la science reculait un peu l'époque de cette énervante émancipation); — nous savons qu'il suffirait de porter remède à la mauvaise alimentation de la première enfance, pour conserver à la France, chaque année, des milliers d'enfants qui nous sont ravis indûment.

En France, la même science nous montre, fait inattendu, que dans la première enfance, de 0 à 1 an, les campagnards perdent plus d'enfants que les citadins et, par conséquent, qu'ils ne savent pas leur donner des soins intelligents.

J'ai cité ces quelques exemples pour faire comprendre à mes lecteurs l'importance considérable d'une bonne tenue de l'état civil. Les Congrès de Buda-Pesth, de Bruxelles, ont insisté pour obtenir de tous les gouvernements l'unification des registres de l'état civil. Jusqu'ici, les grandes capitales seules, Paris, Vienne, Berlin, Londres (et toute l'Angleterre) ont répondu à cet appel. Quant au Havre, les révélations que je vais fournir montreront que nous sommes dans un état qui réclame un prompt remède. Je ne pense pas, en effet, qu'il y ait de ville de l'importance de la nôtre qui présente dans son état civil des lacunes aussi graves. Je me hâte d'ajouter que la faute, si faute il y a, n'est en aucune façon imputable à qui que ce soit, et l'état actuel dont je me plains est bien supérieur à ce qui se passait il y a quelques années. Les Havrais doivent certainement se souvenir de la séance du Sénat, en 1868, où le préfet de la Seine-Inférieure, le baron Leroy, affirmait que, dans son département, aucune inhumation prématurée ne pouvait avoir lieu ; or, à cette époque même, les Havrais étaient tous enterrés sans aucune autre formalité qu'une simple déclaration du décès à la mairie. Il a fallu des articles publiés dans les grands journaux de Paris pour remédier à cet état de choses. Voici maintenant le régime d'état civil sous lequel nous vivons :

Les médecins du Havre sont chargés de constater les décès survenus dans leur clientèle, mais la constatation n'est pas exigible, car la formule commence ainsi :

Je soussigne
déclare avoir donné des soins
à âgé de mort de

Ainsi, malgré le titre du Bulletin : « Certificat de *Constatation de décès,* » le médecin n'est tenu qu'à une simple déclaration. En fait, *un grand nombre de décès ne sont pas constatés* dans notre ville ;

ils sont *déclarés*, ce qui est bien différent. On charge les médecins de constater les décès de leurs malades ; singulière idée, en vérité, comme si la vérification d'un décès ne devait pas toujours être un contrôle efficace. Un médecin ne doit, comme la femme de César, jamais être soupçonné ; il est odieux de penser qu'un médecin puisse devenir criminel ; mais quoi ! les médecins sont des hommes, et il est plus sûr encore pour la société d'avoir une garantie efficace contre les La Pommeraye de l'avenir.

La simple déclaration d'un décès sans constatation du décès est le premier résultat de notre vicieuse organisation. Mais que dire de l'insuffisance des feuilles qui constatent la nature de la maladie, la cause du décès ?

Un exemple fera mieux comprendre ma pensée.

J'ai voulu, l'an dernier, me rendre compte du tribut mortuaire prélevé au Havre par la phtisie pulmonaire (travail important pour nous, et dont j'ai déjà donné les résultats au Congrès de l'an dernier).

Il s'agissait d'établir les décès dus à la phtisie pulmonaire par quartiers. Eh bien, il a fallu que les employés de l'état civil fissent le dépouillement et le pointage de 26,396 bulletins de décès (de 1869, époque où l'on a enfin obtenu la déclaration de la cause du décès jusqu'en 1876), travail énorme et qui devrait être fait au jour le jour. C'est en faisant faire ce travail que j'ai pu constater des erreurs difficiles à expliquer : pour 25,858 décès, il y a eu 26,396 bulletins. Il est probable que, dans l'espace de 9 ans, 536 décès ont eu chacun deux bulletins ; à moins que la cause de cette erreur ne provienne des mort-nés.

Voilà donc une cause d'erreur très appréciable et qui fausse sérieusement les résultats de nos statistiques mortuaires.

La constatation des naissances ne se fait pas davantage au Havre que celle des décès ; il suffit, pour qu'un enfant ait un état civil, d'un bulletin de déclaration de naissance signé du médecin ou de la sage-femme ; mais il n'y pas de constatation comme la loi l'exige. D'après la loi, il faudrait porter l'enfant à la mairie, usage barbare auquel on a eu raison de renoncer, (bien que la plupart des enfants soient portés à l'église pour le baptême). Mais il faudrait faire la constatation de la naissance à domicile, et il suffit d'une bonne organisation sanitaire pour que cela soit facile.

L'organisation bruxelloise repose tout entière sur le bureau d'hygiène, dont les médecins, au nombre de cinq (sans compter l'inspecteur en chef et l'inspecteur adjoint), sont chargés de la vérification des décès et des naissances. Cinq médecins suppléants leur sont adjoints.

Les médecins de la ville font, comme au Havre, la *déclaration* du décès, d'après la même formule que la nôtre ; mais tout le reste de la besogne est fait par des médecins payés pour cela. Tous les cas sont prévus, et je pense qu'il sera utile pour nos lecteurs d'avoir sous les yeux le règlement qui fonctionne à Bruxelles depuis le 1er juin 1874. Ce règlement a été trouvé si excellent qu'en Amérique, en Angleterre, en Suisse, on s'est empressé de l'imiter. Il contient 38 articles, que je recommande à l'attention particulière des administrateurs et des médecins du Havre.

Voici les articles principaux de ce règlement :

VILLE DE BRUXELLES.

ÉTAT CIVIL. — SERVICE MÉDICAL.

Instructions pour MM. les médecins délégués par l'officier de l'état civil pour la constatation à domicile des naissances et des décès.

(Remplaçant celles du 1er novembre 1867 et du 12 juillet 1870.)

Art. 1er. — A partir du 1er juin 1874, le service médical de l'état civil sera réparti entre les médecins attachés au bureau d'hygiène et désignés dans le tableau suivant, qui indique leur titre et fixe leur circonscription respective :

....

Art. 3. — Pour tout ce qui concerne la constatation des naissances et des décès, ces médecins prendront le titre de *médecin de l'état civil*.

....

Art. 5. — Aucune inhumation ne pourra avoir lieu qu'après que le décès aura été constaté par les médecins divisionnaires, au moyen d'un examen complet et attentif du cadavre.

Cette constatation, ainsi que l'identité de la personne décédée, sera certifiée par un procès-verbal (*annexe A*), qu'ils laisseront à la maison mortuaire.

Art. 6. — Si l'état du cadavre présentait quelque indice de mort violente, ou si quelque autre circonstance éveillait leurs soupçons, ils en préviendront immédiatement, par écrit, l'officier de l'état-civil, ainsi que le commissaire de police de la division, chargé de faire l'enquête prescrite par l'article 81 du Code civil.

Art. 7. Ils transmettront, en même temps, à ce dernier, le procès-verbal de constatation, mentionnant que le permis d'inhumer ne pourra être délivré *qu'avec l'autorisation de la police*, et en informeront les personnes chargées de faire la déclaration du décès.

L'enquête prescrite par l'article 81 du Code civil devra être faite par le commandant de la place, lorsqu'il s'agira d'un militaire en activité de service. C'est au directeur de l'hôpital qu'incombe l'obligation de prévenir l'autorité militaire et de produire le certificat constatant que rien ne s'oppose à la délivrance du permis d'inhumation.

Art. 8. — Ils signaleront à l'officier de l'état civil et aux commissaires de police divisionnaires les infractions aux dispositions réglementaires qui défendent de procéder à l'autopsie, à l'embaumement ou à la mise en bière des corps, avant que le décès ait été dûment constaté.

Art. 9. — La constatation du décès des mort-nés ou des enfants du premier âge, exigera un examen plus attentif.

Ils indiqueront sur leur procès-verbal *(annexe B)* si l'enfant est mort *avant*, *pendant* ou *après* l'accouchement, et, dans ce dernier cas, combien de temps il a vécu après sa naissance.

Art. 10. — S'ils doutent de la réalité du décès, ils prescriront, et même emploieront sans retard, tous les moyens que la science suggère pour essayer de rappeler la vie ; ils préviendront immédiatement le médecin traitant, et, en tous cas, ne dresseront le procès-verbal de la constatation du décès qu'après certitude acquise, s'il y a lieu, par de nouvelles visites.

Art. 11.— Lorsqu'une femme sera décédée en état de grossesse avancée, ils conseilleront l'extraction artificielle de l'enfant présumé encore vivant, et, à défaut de médecin traitant, la pratiqueront même au besoin.

Art. 12. — En cas d'épidémie, où l'enlèvement des cadavres est ordonné d'une manière générale, et en tout temps, lorsque la salubrité publique l'exige, les médecins prescriront le transfert des cadavres dans un hôpital ou dans un dépôt mortuaire ; ils délivreront à cet effet un réquisitoire (*annexe C*), qui sera envoyé au directeur de l'hôpital le plus voisin, ou au commissaire de police de la division pour faire procéder à l'enlèvement immédiat du cadavre.

Art. 13.— Si, dans la constatation des causes morbides d'un décès, ils découvraient l'indice de quelque maladie épidémique, contagieuse ou infectieuse, ils en préviendront immédiatement l'inspecteur du service de santé et prescriront, d'accord avec lui, toutes les mesures que commande l'intérêt de la salubrité publique.

Art. 14. — Le traitement médical auquel la personne décédée a été soumise ne pourra faire l'objet d'aucune appréciation critique de leur part.

Art. 15. — Ils se feront reproduire, pour l'annexer au procès-verbal de constatation, la déclaration médicale signée par le médecin ou par l'accoucheuse qui a donné ses soins à la personne décédée.

Art. 16. — Le médecin traitant pouvant avoir eu des motifs pour laisser ignorer aux parents du défunt la maladie cause du décès, les médecins de l'état civil pourront rectifier ou compléter le diagnostic de la cause de la mort.

Art. 17. — La déclaration médicale rectifiée sera transmise directement par eux à l'Hôtel-de-Ville. Le procès-verbal remis aux parents n'indiquera que la cause attribuée par le médecin traitant et le numéro correspondant du tableau nosographique inséré dans la circulaire ministérielle du 19 septembre 1866 et reproduit au verso des formules imprimées de déclarations délivrées à tous les praticiens de la ville, par les soins de l'administration communale. (*Annexe D.*)

Art. 18. — Ils suppléeront aussi à l'absence ou à l'inexactitude de la déclaration du médecin traitant, en indiquant avec soin le numéro correspondant de la nomenclature nosographique précitée.

....

Art. 27. — Les délais fixés ci-dessus pour la constatation des décès, seront également suivis pour la constatation des naissances, les dimanches et jours fériés exceptés.

....

Art. 34. — Indépendamment des rapports quotidiens ou hebdomadaires adressés à l'inspecteur du service médical de l'état civil, pour des cas spéciaux, les médecins délégués rédigeront, à la fin de chaque semestre, un rapport général sur les faits relatifs à la mission dont ils sont chargés et qui leur paraîtraient de nature à intéresser l'administration, la justice, la science ou l'humanité.

....

Art. 37. — L'étendue des obligations de l'officier de l'état civil exige qu'il prenne les précautions les plus minutieuses contre la négligence éventuelle de ses délégués et que les infractions soient réprimées.

Celles-ci seront punies, suivant la gravité des cas, d'une des peines comminées par l'article 56 du règlement d'ordre intérieur, arrêté par le collége pour les bureaux de l'Administration centrale, et par l'article 93, de la loi communale, qui attribue à l'officier de l'état civil la nomination et la révocation de ses employés.

Les médecins délégués seront, en outre, et notamment dans le cas prévu à l'article 28 ci-dessus, rendus responsables des condamnations et amendes encourues par l'officier de l'état civil.

Art. 38. — Le chef de la première division est chargé, conjointement avec l'inspecteur du service de santé, de l'exécution des présentes instructions.

Bruxelles, le 1er juin 1874.

L'échevin, officier de l'état civil,

F. VANDERSTRAETEN.

Les autres articles, qu'il est inutile de reproduire, concernent des formalités administratives.

Un certain nombre de feuilles annexes sont distribuées chaque année à tous les médecins de la ville ; je vais rapidement les passer en revue pour montrer à mes lecteurs que rien n'est omis de ce qui peut éclairer une statistique bien faite.

L'annexe A est la feuille du décès ordinaire, contenant tout ce qui concerne l'état civil et social du décédé ; pour avoir un permis d'inhumation, la famille doit être munie de cette feuille.

L'annexe B concerne un enfant présenté sans vie.

L'annexe C est le bulletin de déclaration du médecin traitant.

L'annexe D concerne les cadavres qui, en temps d'épidémie ou en temps ordinaire, doivent être enlevés immédiatement, pour cause de salubrité publique.

L'annexe E est un bulletin à remplir en cas de mort violente.

L'annexe F est un bulletin spécial pour les mort-nés (enquête instituée par décision du Congrès d'hygiène de Bruxelles).

L'annexe G (par décision du même Congrès) est un bulletin spécial pour les décès des enfants morts de 0 à 1 an. Ce dernier bulletin a une importance capitale dans les villes où, comme au Havre, la mortalité de cet âge est si grande.

Les annexes H et I concernent la constatation des naissances à domicile et contiennent des renseignements sociaux complets sur les parents (Congrès de Bruxelles). Muni de tous ces renseignements, le bureau d'hygiène peut établir une statistique médicale irréprochable, sur laquelle je vous demande la permission de vous donner quelques détails intéressants.

CINQUIÈME LETTRE

Havre. 27 Juin.

Monsieur le rédacteur,

Je ne veux pas allonger outre mesure ces lettres déjà bien longues. Il faut cependant que je comble quelques lacunes que leur lecture m'a montrées.

La statistique sanitaire du Bureau d'hygiène ne serait pas complète si elle n'embrassait pas le service des indigents de la ville tout entière.

Non-seulement, comme je l'ai déjà dit, les directeurs des hôpitaux de Bruxelles et leurs Commissions administratives sont sous la surveillance du Bureau, mais encore tous les Bureaux de bienfaisance.

Une feuille est envoyée à chaque médecin du Bureau de bienfaisance, et chaque mois ce médecin est obligé de la remplir. Elle contient les indications suivantes : 1° Nombre total de consultations données au Bureau ; 2° idem à domicile ; 3° malades envoyés dans les hôpitaux ; 4° malades traités et décédés à domicile ; 5° Nombre de vaccinations et d'accouchements.

Au verso de cette feuille se trouve la désignation des maladies, avec l'âge des malades, et une colonne pour les observations.

Aucun médecin ne s'est refusé à faire cette besogne pour laquelle il est, du reste, largement payé.

En outre, comme la police est administrée de telle sorte à Bruxelles que les médecins peuvent donner des soins, des consultations aux différents Bureaux, une nouvelle feuille doit être remplie par les médecins de la police, contenant les mêmes indications que la précédente.

Il me reste, Monsieur le rédacteur, à vous entretenir de ce que le Bureau d'hygiène fait pour les Ecoles. Là encore vous reconnaîtrez avec moi son esprit essentiellement pratique, de telle sorte que nous n'aurons plus qu'à copier ce qu'il fait si nous voulons faire aussi bien.

Chaque médecin divisionnaire du Bureau d'hygiène est tenu de faire *une visite par semaine* à chaque école de sa circonscription. Le but de sa visite est :

1° De recueillir les observations thermométriques que l'instituteur ou l'institutrice a dû faire non pas seulement une fois, mais six fois par jour. Le bulletin suivant montrera comment fonctionne ce service important :

VILLE DE BRUXELLES — **ÉCOLE N°** ....

Classe N°.., occupée par ... élèves

HYGIÈNE des ECOLES

—

OBSERVATIONS THERMOMÉTRIQUES

relevées pendant la semaine finissant

le 187 .

	Matin		après-midi		Soir		Observat.
	8h½	11h.	2 h.	3h½	8 h.	9h½	
Lundi......							
Mardi......							
Mercredi...							
Jeudi.....							
Vendredi..							
Samedi....							
Moyennes							

2o Quand le médecin a recueilli les observations, il passe en revue tous les enfants et fait sortir de la classe tous ceux qui sont atteints d'une maladie contagieuse des yeux, de la peau, du cuir chevelu, etc. L'élève, ainsi distrait de l'école, n'y peut rentrer qu'avec un certificat émanant du Bureau d'hygiène ;

3o Le médecin est tenu de faire une courte conférence à l'école sur un sujet à son choix. C'est tantôt l'épidémie régnante qui le fournit : variole, rougeole, angines, choléra, etc.; tantôt la maladie d'un des enfants qu'il a dû isoler jusqu'à sa guérison ; tantôt un sujet d'hygiène privée.

Les enfants retiennent admirablement tout ce qu'on leur dit, et vont répéter chez eux des préceptes d'hygiène qui pénètrent plus facilement dans les familles de cette manière que par le livre ou le journal.

Enfin, le médecin et l'instituteur sont obligés de remplir la feuille suivante, dont l'importance ne vous échappera pas, si vous considérez l'usage facile qu'on peut faire chaque année d'une source de renseignements aussi variés :

VILLE DE BRUXELLES — **BUREAU D'HYGIÈNE** — Hygiène Scolaire	École N° , sise rue Rapport mensuel sur les conditions hygiéniques de l'école et sur l'état sanitaire des élèves.

MOIS D   187

Date des visites médicales	Hebdomadaires : 1° ; 2° ; 3° ; 4°
	Extraordinaires :

HYGIÈNE DES LOCAUX

Entretien et propreté des classes :

Mobilier scolaire :

Lumière :

Chauffage et ventilation :

Relevés thermométriques (moy. hebdom.)	Maxima : 1° ; 2° ; 3° ; 4°
	Minima :
	Moyennes :

Etat des urinoirs et lieux d'aisance :

Etat des préaux, vestiaires, lavoirs, gymnase et autres dépendances :

Matières ayant fait l'objet des causeries ou entretiens familiers sur l'hygiène privée :

ÉCOLE N°

Relevé des maladies constatées pendant le mois d   187

Catégorie A. — Indispositions scolaires, accidents traumatiques, etc., constatés ou traités par l'instituteur.

— B. — Maladies parasitaires, contagieuses ou autres, motivant le renvoi temporaire de l'élève par le médecin.

— C. — Maladies fébriles, exanthèmes, etc., nécessitant un traitement prolongé à domicile et auxquelles s'appliquent les dispositions de la circulaire du 16 mars 1874.

N° d'ordre
Noms des élèves
Classe n°
Domicile
Nature de la maladie, de l'indisposition ou de l'accident.
Catégorie A, B ou C
Date { du renvoi ou de l'absence
de la réadmission

Observations particulières du médecin ou de l'instituteur pour chaque cas de maladie et plus particulièrement pour les cas de la catégorie C.

Mesures d'assainissement et améliorations hygiéniques proposées par le médecin :

Le Médecin délégué,

Bruxelles, le   187

Observations particulières du directeur de l'école....

Nombre d'instituteurs malades pendant le mois : ; total des journées d'absence :

Nombre d'élèves absents pendant le mois ; total des journées d'absence :

Transmis à M. l'Echevin de l'instruction publique, le 187

Observations :

L'Inspecteur du service de santé,

Le bourgmestre peut, avec ces feuilles, savoir en bien peu d'années quel est le meilleur mode de chauffage des écoles, le meilleur mobilier, quel est le quartier le plus salubre pour les enfants, quel est celui qu'il faut fuir, etc., etc.

Si j'avais le temps, je m'étendrais longuement sur ce sujet, et je vous entretiendrais des progrès vraiment remarquables qu'on a ainsi obtenus pour l'hygiène des écoles à Bruxelles ; mais j'ai déjà trop abusé de la patience de vos lecteurs et j'ai hâte de conclure.

Chaque année le Bureau d'hygiène publie un volume contenant, en catégories distinctes, tous les renseignements statistiques recueillis dans l'année. Il est intitulé :

VILLE DE BRUXELLES.

Annuaire de la mortalité
ou
Tableaux statistiques
des
Causes de décès
et du
Mouvement de la population
par
le docteur Janssens.

Le volume s'ouvre par un *grand tableau graphique indiquant les corrélations constatées entre le nombre des décès et les principales circonstances météorologiques de chaque jour pendant l'année 1877.*

Au moyen de trois couleurs différentes et de petits carrés, dont chacun représente un jour de l'année, on saisit d'un simple coup d'œil ces corrélations.

L'échelle thermométrique est marquée en lignes rouges ; l'échelle barométrique en carrés jaunes ; la mortalité pour chaque jour en bleu, etc.

Mais, me dira-t-on, à quoi sert tout ce

travail? Jusqu'ici, sans doute, il n'a pas encore permis de tirer des conclusions bien importantes ; mais cela vient uniquement du peu d'observations rigoureuses qui ont été faites. Plus tard, on pourra déduire des lois générales, comme le capitaine Maury a pu, par ses cartes des vents régnants, arriver à des lois qui, aujourd'hui, sauvent la vie à une multitude de marins.

Le volume contient, par trimestres, tout l'ensemble des causes de décès relevées d'après la nomenclature uniforme (116 causes de décès, dont j'ai déjà plusieurs fois parlé). Il suffit de ces tableaux pour voir quel tribut énorme la phtisie d'une part, et la cholérine (chez les enfants) prélèvent sur la population bruxelloise. Et comme le relevé statistique est fait non-seulement par quartier, mais par rue, au bout de dix ans on sait de science certaine, non-seulement pour ces deux maladies, mais pour toutes les autres, quelles sont les parties de la capitale vraiment insalubres.

Et qu'on ne s'imagine pas qu'il soit possible de le dire d'avance ! on risquerait fort de se tromper. Qui croirait, par exemple, qu'au Havre, le quartier Saint-François est plus sain que le quartier Notre-Dame ? Et pourtant pendant 9 ans, et d'année en année, il meurt plus de phtisiques à Notre-Dame qu'à Saint-François. Ce que j'ai fait pour la phtisie pulmonaire, je n'ai pu le faire pour aucune autre maladie ; en sorte que, faute d'une organisation convenable des registres de l'état civil, voilà une source précieuse de renseignements qui nous échappe.

Après le relevé trimestriel, se trouve le résumé pour l'année ; et pour qu'il soit plus facilement apprécié dans ses conséquences immédiates, il est suivi de deux cartes : l'une de la mortalité constatée dans l'agglomération bruxelloise, et au moyen de simples hachures on rend visible à l'œil le degré de salubrité de chaque quartier ; l'autre carte est la reproduction photographique de la carte épinglée dont j'ai parlé au commencement de ce travail.

Enfin, un dernier diagramme montre pour chaque année les courbes représentant : la phtisie pulmonaire, la bronchite et pneumonie, l'entérite et diarrhée, la variole, la fièvre typhoïde.

Il suffit de parcourir ce volume pour

être convaincu que l'argent dépensé par la ville de Bruxelles pour son Bureau d'hygiène est de l'argent placé à gros intérêts. Grâce à un faible sacrifice, l'administration épargne beaucoup de vies humaines, et elle peut être fière à bon droit d'avoir donné à toute l'Europe un pareil exemple à suivre.

Vous me demanderez, sans doute, Monsieur le rédacteur, ainsi que les lecteurs de votre journal, s'il est possible de greffer sur nos institutions municipales une organisation aussi parfaite que celle du Bureau d'hygiène de Bruxelles. Je ne veux pas empiéter sur le travail de la Commission qui a été nommée en février dernier. C'est à elle de juger, à la fois, la question d'opportunité et de possibilité. Ma conviction personnelle est faite depuis longtemps.

Restera la question d'argent. Je ne la crois pas insoluble. Le Bureau d'hygiène coûte à la ville de Bruxelles 35,000 fr. par an. C'est peu, si l'on considère la population de cette ville et les services rendus. Au Havre, nous n'aurions certainement pas besoin d'une somme bien forte pour cette création. Que je vous cite, en terminant, un mot du docteur Janssens, au moment où il prenait congé de moi : « Mon cher confrère, me dit-il, pour établir un service semblable, payez bien vos médecins, autrement vous n'aurez rien. Si vous ne voulez pas les bien payer, ne faites rien. Cela vaut mieux. »

Rien n'est plus vrai que cette observation pratique du chef de la santé de Bruxelles. Lui-même est payé 8,000 fr. par an (mais il consacre sa vie entière à cette œuvre) ; son médecin-adjoint touche 4,000 fr. ; les cinq médecins divisionnaires chacun 2,500 fr., et leurs suppléants chacun 600 fr.

C'est cher, dira-t-on. Mais quoi ? est-ce juste, est-ce équitable de faire constamment pour les services publics appel au dévouement des médecins ? Que chaque médecin soit dévoué, qu'il donne de son temps, de sa santé aux pauvres, c'est son affaire, et, Dieu merci, il y en a parmi nous qui ne marchandent ni l'un ni l'autre. Mais, je le répète, est-on en droit de spéculer sur leur dévouement ? L'hôpital ne paie pas ses médecins. Est-ce juste ? Le

Bureau de bienfaisance les paie à peine. Est-ce juste ?

Si l'on veut avoir un service bien fait, il faut avoir le droit de l'exiger, et par conséquent le payer.

Pour avoir un Bureau d'hygiène, c'est-à-dire des médecins sanitaires comblant toutes les lacunes que j'ai indiquées dans le cours de ces lettres, il faut que la Ville du Havre soit prête à faire un sacrifice.

Je me hâte de dire, cependant, qu'à mon sens, les frais du Bureau d'hygiène pourront être pris, sans aucun inconvénient, sur les 311,200 francs que nous coûte aujourd'hui l'assistance médicale. Il s'agit là d'une organisation nouvelle, d'un remaniement complet que je ne veux pas discuter ici, me réservant de le développer en temps et lieu.

Je vous remercie, Monsieur le rédacteur, de l'hospitalité que vous avez bien voulu m'accorder.

HAVRE. — IMP. F. SANTALLIER. — 5009.

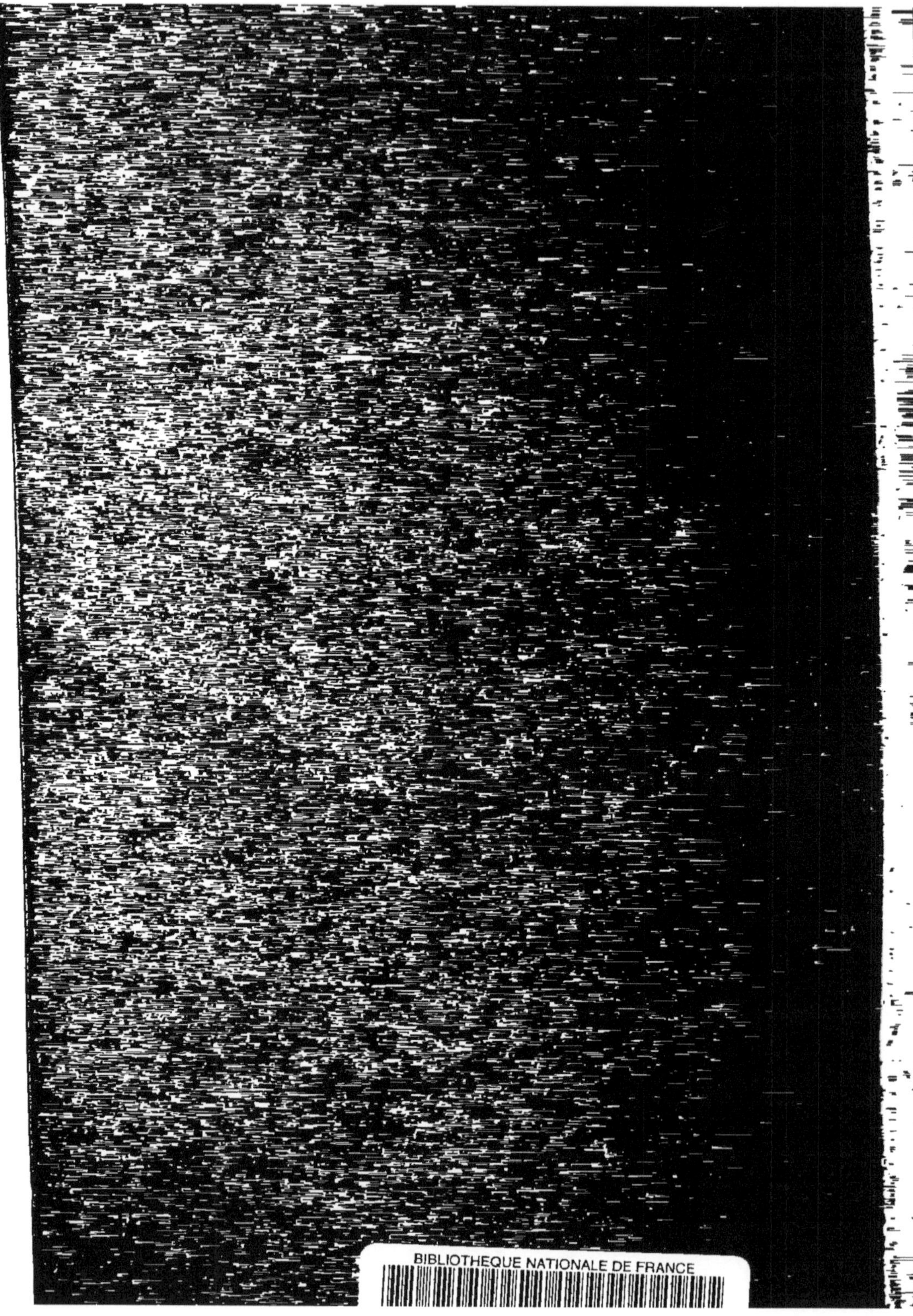